GROWTH HACKING PARA DENTISTAS

MANUAL DE CRECIMIENTO

PARA PRÁCTICAS DENTALES

Autor: Gerardo Sandoval
Edición: Alida Vergara Jurado
Diseño de portada y gráficos: René Suniaga

Una práctica dental no puede trascender sólo aplicando marketing digital convencional; en lugar de pensar en vender productos o servicios, el Growth Hacking crea, cuestiona y experimenta con lo que los usuarios necesitan, evaluando todas las fases del funnel de ventas.

¡In Data We Trust!

A mi padre Gerardo, por haber sembrado en mí, la importancia de la honestidad, el trabajo duro, y haber creído en mí cuando nadie lo hacía.

A mi Madre Cleo, por sus lecciones de liderazgo, resiliencia y emprendimiento.

A mi esposa, por ser la columna vertebral de mi vida; sin tu soporte y motivación nada de esto sería posible.

A mis hijos Sarah y David, por enseñarme el significado del amor incondicional y ser el combustible para seguir adelante en mis horas más oscuras.

A mi querida Co-Autora Alida, por hacer fácil lo imposible y creer en mis locuras.

A mi COO Verushka, por ser la mejor copiloto que la vida pudo haberme puesto.

A mi equipo de trabajo, que nunca deja de sorprenderme y son la prueba de cómo conseguir el éxito gracias al trabajo duro y a la perseverancia.

Yo, Gerardo Sandoval

Yo soy el primero en reconocer mi error, porque al principio creí que el Growth Hacking no aplicaba para pequeñas empresas, pero en dos décadas dedicado exclusivamente a este segmento, la experiencia me demostró lo contrario.

A finales de los noventa, aún cuando el término Growth Hacking se acuñara una década después; encontré que el marketing digital convencional solo se limitaba al uso de las herramientas existentes, me vi forzado a explorar esta metodología para crear crecimiento en los proyectos en donde estaba participando.

Ahora en esta etapa de mi vida, apoyo a pequeñas y medianas empresas a crecer con el uso del Growth Hacking, metodología que saca provecho del pensamiento crítico, ciencia de datos, marketing digital, iteraciones ágiles y software a la medida, con el objetivo único de producir crecimiento.

Con esta premisa, en 2017, fundé mi agencia de Growth Hacking GRW, en la ciudad de Miami, atendiendo clientes en toda la región.

Quise escribir este libro, no porque tenga el secreto mejor guardado del Growth Hacking, sino porque creo que hay mucha gente como yo, que pensaban que esta metodología solo era aplicable a grandes empresas. Y que incluso jamás pensaron que, quienes obtienen los mejores resultados son precisamente las startups o las empresas pequeñas.

En estas páginas se encuentra la culminación de dos décadas dedicadas al análisis de muchas empresas en temas como marketing digital, cloud computing y crecimiento, así como de sus funnel de ventas y el logro del crecimiento que esperaban.

He sido un afanado entusiasta de la innovación, he fundado varias startups que han registrado clientes en más de 20 países de Latinoamérica y Estados Unidos; y he logrado, gracias a mi participación y curiosidad, ser reconocido como un destacado influencer hispano, en el mundo del Growth Hacking.

Lo que espero es que después de leer este libro, los dentistas se den cuenta de que alcanzar el soñado crecimiento de sus prácticas dentales está mucho más cerca de lo que ellos creen.

Gracias por depositar su confianza en mí como su entrenador a través de estas páginas. Sé que todos los dentistas son personas muy ocupadas, y por eso valoro tanto que dediquen su tiempo en leerme. Este libro es diferente de otros libros de negocios o de marketing digital porque les estoy hablando directamente a Ustedes, enfocándome en estrategias y conceptos que seguirán siendo los mismos siempre, evitando particularidades que puedan resultar poco vigentes en un par de años, porque la tecnología cambia, pero las necesidades de los dentistas se mantienen intactas y esas precisamente son el objeto de este libro.

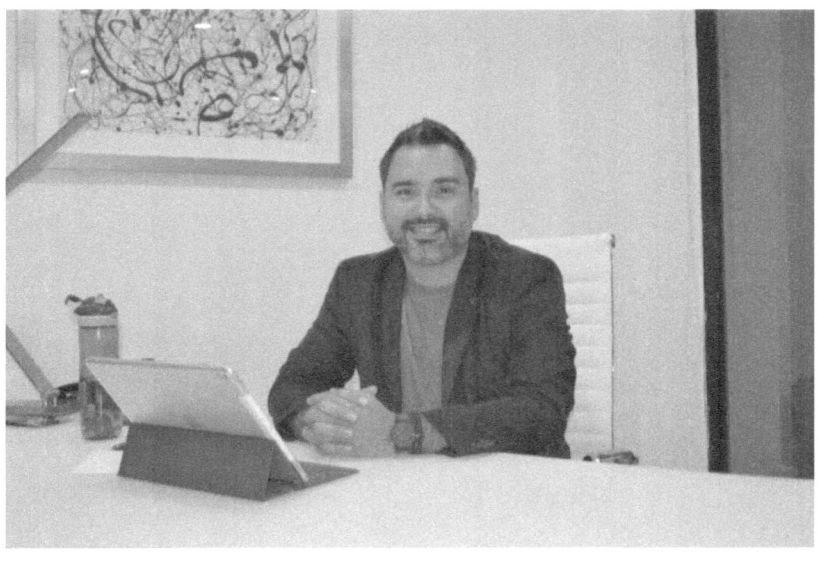

Cortesía de Daniel Castropé

INDICE

INTRODUCCION

Desde hace más de 20 años he dedicado mi vida a mi gran pasión, el marketing digital; y precisamente hace un par de años tuve el honor de conocer a Sean Ellis.

Sean no solamente es conocido como un increíble profesional del marketing, sino que es el primer Growth Hacker del mundo. Llegó a reconoció las oportunidades y potencialidades del marketing digital y lo llevó a otro nivel, superando los propios límites y alcances.

Y en lugar de concentrar sus esfuerzos sólo en el marketing, comenzó a experimentar con un método que hasta ese momento no tenía nombre y que él llamó "Growth Hacking", el cual revolucionó la forma en que las startups veían el marketing, y me inspiró a afinar el rumbo de mi carrera y enfocarme en esta estrategia.

Ellis logró que muchas organizaciones se hayan revalorado alcanzando billones de dólares; y yo, Gerardo Sandoval, desde mi experticia en mi área, te apoyaré para que tu práctica se revalúe, aprovechando las ventajas de esta exitosa y comprobada metodología.

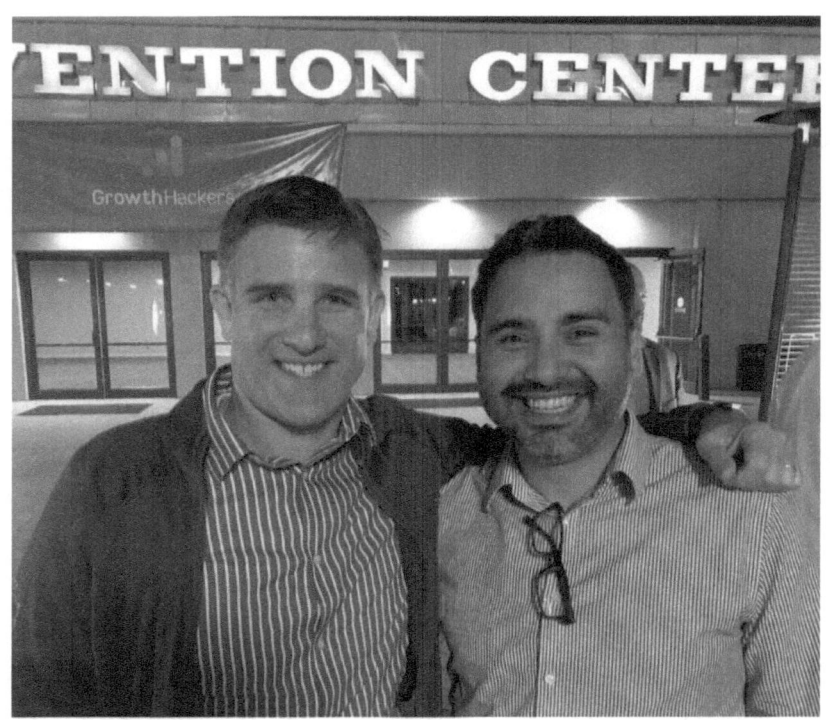

Sean Ellis y Gerardo Sandoval en la Convención de Growth Hackers en San Diego – USA

PRÓLOGO

Tengo el enorme agrado de presentar este libro, que más que una obra pesada y teórica, es un manual de lectura rápida que busca ser consultado y aprovechado por todos los dentistas que deseen impactar el crecimiento de sus prácticas dentales y también para aquellos que están pensando en iniciar su práctica.

Hasta hace poco, resultaba increíble que tantos dentistas continuaran pagando por estrategias que no están dando óptimo resultado, sin embargo el mercado competitivo actual, ha llevado a estos profesionales a apartarse de todo lo que no les estaba funcionando, lo que no les estaba siendo rentable; y los ha llevado a probar con la metodología de Growth Hacking, entre otras cosas, para generar nuevo tráfico de pacientes de calidad para su consultorio dental, y el resultado no se ha hecho esperar.

He vivido en primera persona el impacto positivo y el crecimiento de numerosas prácticas dentales que han confiado su gestión y han alcanzado el crecimiento deseado.

Espero, no solo que disfruten la lectura, sino que se pongan manos a la obra a comenzar a iterar y comprobar resultados.

PREFACIO

El mejor caso de éxito, e incluso la mejor experiencia para compartir ideas y resultados, ya probados, indiscutiblemente, es uno mismo. Y, hablando en primera persona, quiero compartir lo vivido en la última década, cuando decidí enfocarme en el Growth Hacking y dejar un poco de lado el marketing digital convencional.

En mis inicios era impensable que esta metodología se adaptara a emprendimientos u organizaciones pequeñas, y la experiencia me ha demostrado que precisamente son estas las empresas que más rápido y con menos costos, sacan provecho de esta metodología.

En este manual quiero mostrar de la manera más sencilla, cómo se pueden realizar ajustes en la gestión de una práctica dental e ir midiendo los avances, de manera que, sobre la marcha, se vaya iterando y ajustando hasta llegar a la meta deseada.

El ciclo de vida de crecimiento que plantea el Growth Hacking lo explico paso a paso y con ejemplos y hacks para que cualquier dentista pueda comenzar a comprobar y evaluar a su práctica y ajustar para lograr y superar sus objetivos.

¡Empecemos a hacer crecer tu práctica dental!

Todo empezó con un computador…

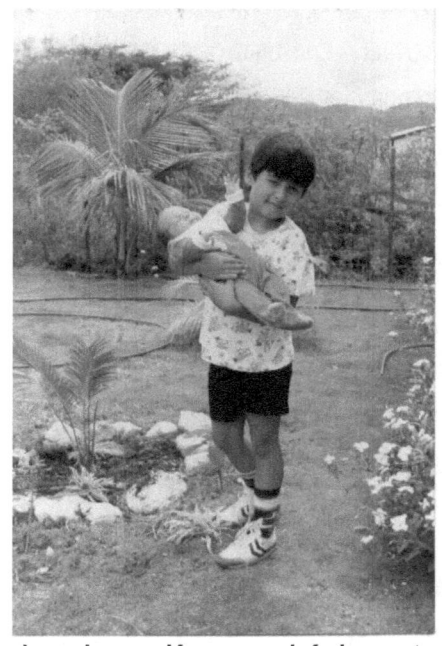

Recuerdo claramente la primera vez que vi un computador de cerca, eran finales de los ochenta, yo tenía unos 12 años; entré al cuarto de la hermana de una amiga de secundaria, y no podía creer lo que estaba viendo, "una computadora con una pantalla de colores resplandecientes, de donde salía muchísimo texto a chorros: MOV MOV CALL, ¿Qué significa ese texto? ¿Qué estás haciendo? Le pregunté!"

- Es lenguaje de maquina (ensamblador), es la forma como la computadora entiende las órdenes y estoy haciendo un compilador respondió "Peluche", así le decían la chica, de cariño en su casa.

¿Lenguaje de máquina? ¿Compilador?

Y con estas 2 preguntas empezó mi viaje a la tecnología, al poco tiempo "Peluche" me había prestado un libro de programación en Basic, con la promesa de que, cuando aprendiera, me dejaría usar su computadora.

Y a los 14 años lo logré, luego de un par de años rogando por mi primer computador, obtuve un PC Intel 286 con 256k de RAM - creo que hoy no serviría para correr Android – pero ella me acompañó en mi aprendizaje de un par de lenguajes de programación, hojas de cálculo; y por supuesto, a repararla y mejorarla.

"Mi primer software útil fue un sistema de control de inventarios para el depósito de mi casa, todo esto antes de los 15 cuando aún creía que iba a ser doctor".

Comencé a estudiar medicina antes de los 15 años, de hecho tuve la oportunidad de saltarme un par de años de la escuela, y con solo metro y medio - 4'11-, algunos me decían "el doctorcito"; haciendo alusión a una serie de televisión que estaba de moda en aquella época. Por cosas del destino tuve que mudarme y a empezar de nuevo en otra ciudad, una nueva oportunidad, solo que ahora no podía estudiar medicina.

"Recuerdo que mi padre me dijo, por qué no estudias algo relacionado con computadoras", y no hubo vuelta atrás; la tecnología era parte de mí irremediablemente, era como el destino dándome una señal, a los 16 años fundé mi primer emprendimiento "Creative Computer Labs", y con él aprendí mi primera lección de marketing TAM (Total Addressable Market), formé una academia de computación en un pueblito con muy poca gente, se llamaba El Rincón, así que imagínense, por lo que decidí que mi próximo emprendimiento debía ser en un mercado amplio y universal.

"Quería hacer dinero mientras dormía, el problema es que cada día dormía menos", luego de varios intentos conseguí un nuevo nicho: Web Hosting, una industria creciente ya que en el año 2000 menos del 10% de las empresas tenían una web y el insumo principal era el servidor, que para ese entonces muy pocas empresas lo ofrecían con soporte en español, de esa forma nació Iguanahosting.com, a quien hice crecer con mucho orgullo hasta lograr hospedar más de 35.000 sitios web. Esto hasta el 2014 cuando el gobierno venezolano, en sus ansias de control de la libertad de expresión, me enseñó otra lección: el "riesgo político".

SEO (Search Engine Optimization); Tráfico de Búsqueda (para aquel entonces se hacía en Yahoo y no en Google); Software de Recolección de Datos; Tráfico Nativo, entre otras se convirtieron en mi arsenal de crecimiento. Y fue hasta el 2014, cuando la persecución política me llevó a salir de mi área de confort y de mi país, e identificar formas más eficientes de crecer.

Entonces la inteligencia artificial, el análisis predictivo, las audiencias a la medida se convirtieron es mis nuevas herramientas de batalla.

Cuando piensas como desarrollador para producir crecimiento, fue inevitable toparme con el Growth Hacking, y fue así como Sean Ellis y su metodología, han apoyado a darle estructura a mis iteraciones...

GROWTH HACKING PARA DENTISTAS

El Growth Hacking es una metodología que saca provecho del pensamiento crítico, ciencia de datos, marketing digital, iteraciones ágiles y software a la medida, con el objetivo único de producir crecimiento.

"En este segmento de prácticas dentales, el Growth Hacking se ocupará de integrar y optimizar la data, las ofertas de procedimientos y servicios; en función de conseguir a los pacientes ideales, basados en pensamiento crítico, iterando hasta obtener el mayor crecimiento para tu práctica".

¿DE DÓNDE SALE EL GROWTH HACKING?

Esta historia se remite a Silicon Valley, cuna del emprendimiento digital, en donde se ha visto emerger muchísimas empresas, que hoy son el reflejo de una cultura de marketing, ya sea digital o de innovación. Muchas de ellas, que hoy conocemos como startups, han visto la necesidad de integrar una actividad conocida como Growth Hacking.

Esta metodología tiene como base, generar crecimiento acelerado, ya sea de usuarios, compradores, clientes o visitantes; en este caso, quién debe generar toda esta actividad de crecimiento acelerado es el Growth Hacker.

En una de estas empresas trabajaba Sean Ellis, conocido Growth Hacker de plataformas como Logmeln, encargado de marketing en Dropbox, ex fundador de Quaraloo y actual fundador growthhackers.com. Él fue el primero en acuñar este término, ya que no sabía cómo definir a su reemplazante, en el momento de emprender su salida de la startup en la que estaba trabajando en ese momento.

Pero el verdadero movimiento del concepto, inicia con muchos emprendimientos en Silicon Valley; luego de esto, el juego y la manera de ver el marketing digital ha ido cambiando drásticamente, ahora la exigencia para la gente de marketing está cada vez más enfocada al uso y comprensión de tecnologías, saber cómo y cuándo implementarlas, para generar finalmente el esperado crecimiento acelerado de un emprendimiento.

Es aquí donde entra en juego el Growth Hacker, un híbrido de marketing y programación, que puede visualizar lo tradicional de un proceso de comunicación, y transformarlo en una máquina productiva.

Todo con la unión de herramientas digitales que permitan generar este esperado crecimiento acelerado; muchas veces, puede ser inclusive, un equipo, el que desarrolle la actividad de Growth

Hacking.

Para lograr resultados exitosos, es importante conocer el proceso o ciclo de vida de uso de un servicio, producto o plataforma, el cual comprende los siguientes pasos:

- Lo que el potencial cliente sabe de la marca (inbound marketing, publicidad pagada)
- Que logre interesarle (aplicación, sitio web o negocio)
- Que se registre (acción)
- Que utilice tu servicio (experiencia de usuario)
- Que lo comparta o hablen de él (viralización)
- Que compren tus servicios (conversión)
- Que vuelvan a utilizarlos continuamente (fidelización)

Este ciclo o proceso, es el que el Growth Hacking debe analizar, medir y optimizar; y una vez que se logra dar con la forma más eficiente para generar cada uno de estos pasos, se busca cuál de estos es el que le permitirá crecer. Así, se automatiza, se va reduciendo la fricción y haciendo más expedito el camino hacia la conversión o logro de los objetivos.

Este es el punto más difícil, debido a que cada negocio es diferente y la forma en la que se analiza cada uno de los datos, conlleva a una toma de decisiones que lo pueden mejorar.

EL GROWTH HACKER, EL PERFIL ALIADO PARA EL ÉXITO

La función principal del Growth Hacker es convertir el crecimiento de lineal a exponencial, a través del uso de experimentos de manera continua para ir cambiando de estrategia hasta llegar al resultado; imagine contar con un hacker dentro de la empresa cuya misión es verla crecer. "La clave de esto, es que se apoya en la iteración; lo mismo que hace un hacker con sus experimentos constantes hasta que llega al resultado esperado; pero directamente en tu negocio".

Se aprovechan técnicas como la optimización de motores de búsqueda, análisis de funnels, marketing de contenidos, codificación, aprovechamiento de landing pages, utilización de aplicaciones y pruebas. El crecimiento que logra esta técnica no es comparable con respecto a los métodos tradicionales de marketing digital; además de que cada variable y cada alcance pueden medirse y por ende, mejorarse.

"El especialista, el Growth Hacker, te dice de manera frontal cómo puedes obtener más pacientes de calidad, mientras mejoras tu reputación online".

El Growth Hacker hace posible el mejor provecho de las plataformas que brindan acceso instantáneo a un universo de clientes potenciales, ofreciendo una oportunidad sin precedentes para el crecimiento de tu empresa.

Antes de esto, la vía para llegar a los pacientes de consultorios, dependía de los canales de comunicación disponibles: periódicos, revistas, televisión, correo directo, páginas amarillas, sitios web, blogs, email marketing, y redes sociales. "Ahora, con este cambio de enfoque, más experimental, los dentistas pueden generar más y nuevos pacientes de mayor calidad, creando un crecimiento sostenible, en donde pueden ver el retorno de cada dólar que invierten".

Aumentar el volumen de pacientes, ya no tiene que ver con buscar en un directorio; ahora hay que llegar al cliente más rápido que los competidores, y esto es efectivo a través del Growth Hacking.

GROWTH HACKING VERSUS MARKETING DENTAL TRADICIONAL

Esta es una metodología de marketing desarrollada por las más exitosas startups y empresas de tecnología; su gran ventaja competitiva es que se apoya en la iteración. Lo que hace un hacker realizando experimentos de manera continua para ir cambiando de estrategia hasta llegar al resultado, pero directamente en tu negocio.

Los Growth Hackers, generan un crecimiento inédito con respecto a los métodos tradicionales, ya que este, además de tener el manejo de marketing digital, está un paso más allá, apunta a la respuesta directa, a la medición cuantitativa, al modelado de escenarios y al óptimo manejo de las bases de datos.

"En la primera reunión de trabajo, un experto en marketing digital te dará recomendaciones y tendrá preferencias por algunas plataformas; un Growth Hacker experimentará con todas las plataformas posibles hasta conseguir la que sea más eficiente para tus servicios".

ATENCIÓN DENTISTAS

Una vez hecha la referencia de nuestro concepto de Growth Hacking, en este libro queremos referenciarlo expresamente a los dentistas y a cómo hacer crecer sus prácticas.

Si bien los dentistas no son las personas más tecnológicas, la naturaleza de su negocio, por la alta recurrencia, la fidelidad y la confianza de sus pacientes, los ha llevado a salir del marketing tradicional y descubrir el impacto positivo del Growth Hacking en la gestión de sus procesos.

Mediante esta metodología, Usted como dentista, puede sacar el mayor promedio por cada cliente, el llamado ARPU, average revenue per user, que no es otra cosa que el mayor provecho de ingresos por usuario; así como aumentar el número de pacientes, lo cual se traduce en el valor de su práctica, en caso de que desee venderla.

Aunque muchos dentistas continúen pensando que el marketing digital no es necesario, o que la metodología de Growth Hacking está fuera de su alcance; buena parte ha entendido y comprobado, que más del 90% de los pacientes, los investiga antes de contactarlos, y allí es donde deben centrarse sus esfuerzos, porque no solo serán el punto de partida, sino que los mantendrá en contacto con sus clientes, y le permitirán generar el mejor engagement.

FUNNEL DE GROWTH HACKING

Esto no es otra cosa que el funnel de crecimiento, o la forma en la que un negocio puede ganar clientes, en este caso, una práctica dental. Es un proceso de cinco etapas, con las siglas AARRR, acrónimos de Adquisición, Activación, Retención, Referencia y Revenue (o Ingresos).

Este se centra en cada paso necesario para que un negocio crezca; y aunque llevan una secuencia, cada empresa diseñará su estrategia de cumplimiento de cada etapa, y midiendo resultados para realizar ajustes.

Este proceso se plantea como un modelo de crecimiento simple, fácil de entender e implementar.

A= Acquisition = Adquisición

A= Activation = Activación

R= Retention = Retención

R= Revenue = Ingresos

R= Referrals = Referencias

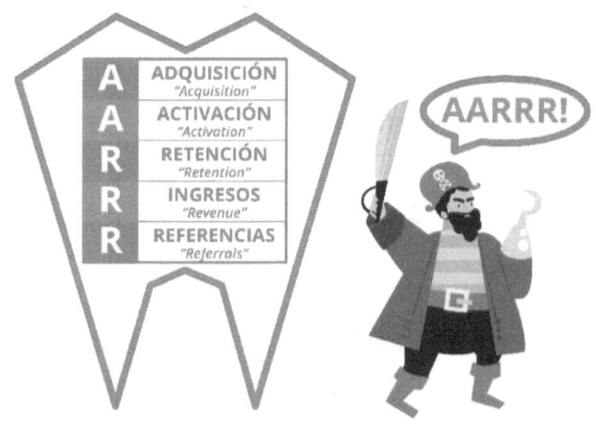

Estas cinco etapas que conforma el funnel del Growth Hacking, serán explicadas de manera sencilla y práctica a continuación. Lo ideal es que, para cada etapa, se fije un único objetivo representado a través de una métrica principal, ya que hay que tener mucho cuidado de no caer en excesos y terminar con un dashboard difícil de interpretar y de cumplir.

Repasemos estas cinco etapas del marco AARRR y sus objetivos principales para asegurar el crecimiento de su práctica dental.

ADQUISICIÓN

EL DENTISTA QUIERE CONSEGUIR QUE LOS POTENCIALES SE INTERESEN EN SU PRÁCTICA DENTAL, SIN GENERAR FRICCIÓN.

Esta es la primera etapa del funnel de Growth Hacking. La adquisición es el primer punto de contacto entre la práctica dental y sus potenciales pacientes.

Aquí es fundamental, no solo hacer que lleguen al funnel, hay que lograr captar su interés y evitar que se vayan directamente sin interactuar.

Lo más importante es que el futuro paciente se involucre; evidentemente sería genial alcanzar un gran número de usuarios en el funnel, pero si no se logra que permanezcan en él, no se está logrando la meta.

En ocasiones un moderado volumen de tráfico es mejor, ya que pueden ser potencialmente los más rentables o interesados, e incluso puede ser más controlable.

El tiempo de permanencia en el funnel – al menos por más de 20 segundos – evidencia que están interesados en la práctica. De hecho, un avance es la adquisición de los potenciales o visitantes, a las actualizaciones regulares. Por ejemplo, suscribirse a su blog, iniciar una prueba gratuita, seguirlo en las redes sociales o realizar alguna pregunta. Recuerda que este es el primer punto de contacto de un paciente potencial con tu práctica; y la idea es que no tengas cualquier tipo de tráfico en tu funnel, sino el tráfico correcto.

¿PERO, DE DÓNDE VIENEN LOS PACIENTES?

Lo que buscas son las personas con la mayor probabilidad de convertirse en tus pacientes.

Hasta ahora, los dentistas solo esperaban a ser contactados por sus potenciales, sin tomar en cuenta que solo cerca del 1% de pacientes está buscando activamente a un dentista porque presenta un dolor o se encuentra en una condición especial que amerita esa búsqueda.

HACK

Pero, ¿qué pasa con el gran porcentaje restante?

Esta cifra, que supera el 98% de personas, que eventualmente necesitarán visitar alguna práctica dental por cualquier razón, es a la que los dentistas deben acercarse, y la mejor manera es brindándoles una "oferta irresistible", que no es otra cosa que ofrecerles un valor, obsequio, o una ventaja que se perciba más valioso que el tiempo que van a destinar en dirigirse a conocer la práctica dental.

De esta manera se disminuye la fricción de convertir a un potencial en paciente, y es el primer paso de una relación importante. Indudablemente este valor o propuesta de oferta irresistible, si bien supone un costo, debe ser visto como una inversión a largo plazo y no como un gasto, porque, a periodo plazo, irá representando un retorno de inversión mucho más seguro y sólido que inversiones realizadas de manera precipitada en marketing convencional, que se traducen en gastos mensuales que no ofrecen retorno.

Es mucho más efectivo invertir en la relación con los pacientes que pagarlo en marketing convencional.

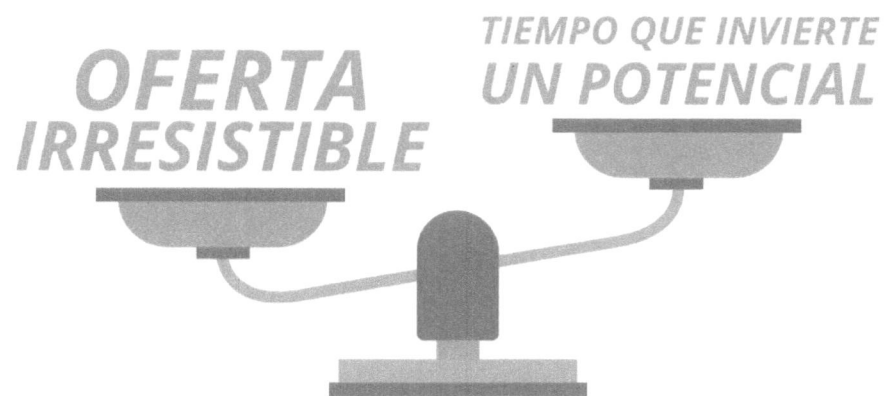

La Oferta Irresistible o el "obsequio" que se le entregue al paciente que va por primera vez, debe ser más valioso que el tiempo este va a dedicar para conocer tu práctica dental.

ACTIVACIÓN

Los potenciales se convierten en pacientes, porque su primera experiencia fue exitosa.

Esta es la segunda etapa del funnel de crecimiento es la activación, en donde los potenciales ya son pacientes, ya que entendieron el valor que ofrece tu práctica dental, a los cuales hay que hacer seguimiento; estos han invertido tiempo en conocer la práctica, han examinado el valor que ofreces y entienden el aporte que brindas a su calidad de vida.

Este paso se superpone un poco con el anterior, e implica el éxito de aquella primera experiencia que el paciente tiene con la práctica dental, por esto es crucial llevarlo, que se dé cuenta lo más rápido posible, del valor real del servicio, para que regrese y se quede.

La activación implica que ya tengas la información de contacto de tus potenciales, su dirección de correo electrónico; recuerda que esta información de contacto es uno de los insumos más valiosos de los cuales puedas disponer.

HACK

Esta fase es fundamental para interpretar el grado de empatía de los clientes hacia la práctica dental, y de esta se puede hacer una estimación de las oportunidades que tienen para continuar creciendo.

Adaptando el concepto de Market Fit, introducido por Sean Ellis, a este particular; los pacientes tienen que amar lo suficiente el producto para echarlo de menos, y aceptas contratar el servicio.

98% vs 1%

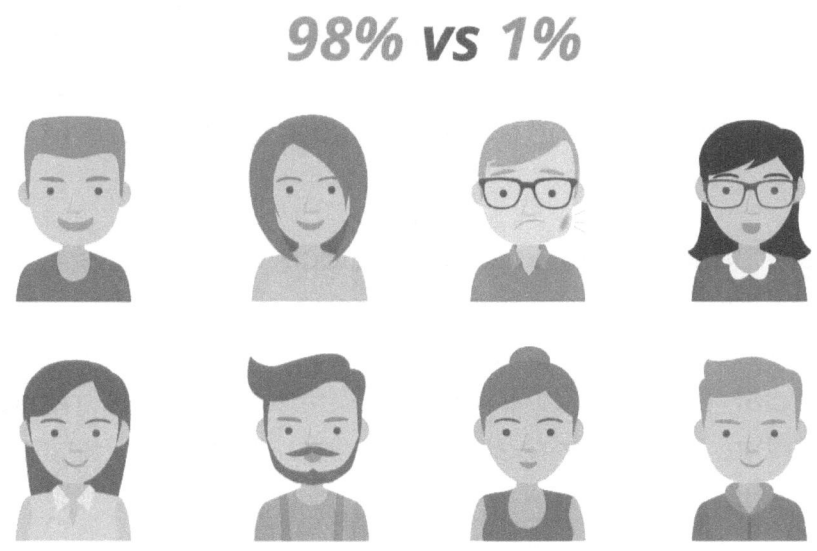

Esta es la oportunidad para mostrar tu valor y que los pacientes entiendan que tú eres la persona que necesita como dentista. Ese 98% de potenciales está allí esperando ser activado.

RETENCIÓN

Que tus pacientes se queden contigo.

En el tercer paso del funnel se verifica por qué los pacientes se quedan con tu práctica, y por qué se están perdiendo otros; es decir, ellos vuelven regularmente porque están complacidos con tu servicio.

Sin embargo, si se registra rotación de clientes, es importante medir esa tasa de pérdida de clientes y saber la razón por la cual dejan el servicio después de que empiezan a usarlo.

Para que logres el ansiado crecimiento, esa tasa de pérdida de clientes debe ser inferior a la tasa de adquisición de clientes.

La retención de pacientes es lo primero que se percibe cuando se evalúan, no solo los esfuerzos de marketing de una práctica dental, sino todo el éxito.

Tasa de pérdida de clientes > Tasa de adquisición de clientes =

Algo anda mal y hay que evaluar y cambiar de estrategia

La manera más fácil es mantenerse en contacto con tus pacientes y potenciales, son Instagram, Facebook u otra red social, así como vía correo electrónico.

No olvides que la retención es relativa a cada negocio, y en las prácticas dentales, llevar la historia del paciente, recordarle sus citas, fechas importantes como su cumpleaños y tener alguna atención especial ese día, invitarlo a mejorar sus hábitos, entre otros detalles, son puntos a favor para lograr esa retención.

Tu objetivo principal en esta etapa del funnel del Growth Hacking es dar continuidad a la relación que iniciaste y afianzarla, para que tus pacientes vuelvan a conectar con tu práctica; vuelvan a visitarte, CONSEGUIR ENGAGEMENT.

En muchos casos los dentistas se obsesionan con las etapas de adquisición y activación, no trabajan la retención, dejando de lado que, en cifras de Harvard Business Review, resulta de 5 a 25 veces más costoso adquirir un nuevo cliente que retener uno ya existente; y también es más fácil venderle a alguien que ya ha comprado antes, porque ya se ha establecido una relación de confianza.

HACK

Dicho esto, para retener a un paciente, además de ofrecerle la mejor experiencia de uso desde cualquier dispositivo a través del cual se relacione con tu práctica, debes seguir trabajando la conexión emocional con él.

Lo que debes hacer en esta etapa es trabajar con un Plan de Salud Dental, que lo obligue a no irse de la práctica ya que, con una pequeña mensualidad que cancele, garantice su atención dental y a ti, como dentista, te asegura un paciente.

Detecta lo que te hace diferente y haz que todos lo sepan. Además identifica por qué se van algunos clientes para evitarlo a toda costa.

INGRESO

La experiencia de tu paciente se monetiza, tu práctica dental crece y se hace rentable.

La penúltima etapa del funnel de crecimiento son los ingresos, es decir, cuando tus pacientes se relacionan activamente con tu práctica, porque entendieron el valor y la calidad de tu servicio y pagan por él. En esta etapa, lo fundamental es contar la cantidad de pacientes que están asistiendo a tu práctica dental.

Recuerda que no debes dejarte tentar por los ingresos demasiado pronto en el proceso, no pienses en bajar los precios antes de que hayas tenido tiempo de evaluar correctamente el valor del servicio que estás ofreciendo, ya que no siempre se trata del precio.

En esta etapa del funnel del Growth Hacking se verifica el objetivo último de todas las acciones: la justificación de todo el esfuerzo estratégico que asegurará la viabilidad económica de tu práctica dental.

Si se optimizan estas cuatro métricas, los ingresos deberían estar fluyendo de la manera esperada.

Aumentar los ingresos es posible, aumentando el valor de vida útil de su cliente (CLV) y disminuyendo su costo de adquisición de cliente (CAC).

El CLV, Customer Lifetime Value, es la cantidad de ingresos que obtiene de un paciente durante su vida útil o más bien la vida útil como paciente de su empresa; y el CAC, Customer Adquisition Cost, es la cantidad de dinero que gasta en la adquisición de su cliente, incluyendo el costo de marketing, ventas, reuniones, "oferta irresistible", y todo lo que sea necesario para lograr la conversión.

No es más que la retención más la activación, juntas; lo fundamental es convertirse en el único proveedor de salud dental de tus pacientes, por eso es importante que explores nuevos canales de adquisición.

HACK

Toma en cuenta que el Lifetime Value de un paciente en Estados Unidos es de, alrededor de 10 mil $; esto se traduce en que el paciente vale, y tu práctica dental se mide por la cantidad de pacientes que tengas.

Puedes conectarte con un software de gestión para analizar la data, como RevenueWell, BlueIQ, y tomar mejores decisiones y optimizar, maximizar canales que sean los más rentables.

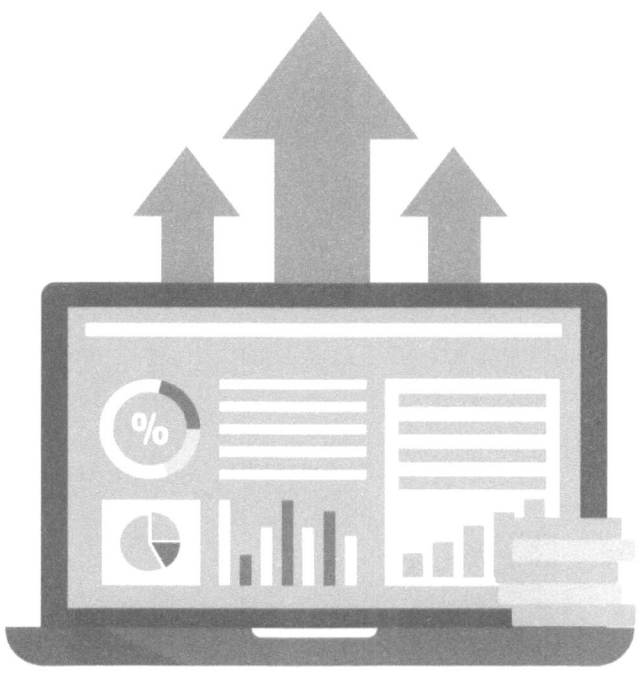

Tus pacientes se relacionan activamente con tu práctica, porque entendieron el valor y la calidad de tu servicio y deciden pagarlo. El fin es convertirte en el único proveedor de salud dental.

REFERENCIA

A tus pacientes les gusta tanto tu práctica que les hablan de ella a sus amigos y familiares.

Nuestro objetivo principal en esta etapa del funnel del Growth Hacking es lograr que, una vez que hemos conseguido RETENER a tus pacientes, sean ellos los que nos traigan a otros nuevos y prescriban tus productos o servicios.

Esto no es otra cosa que convertir a los pacientes en tus fanáticos, y para esto, la confianza es muy importante. Para impulsar las referencias, resulta muy eficiente contar con un proceso sistemático que incentive de manera consistente este valor fundamental.

Si logras que tus pacientes hagan comentarios positivos sobre tu práctica en las redes sociales, como resultado, puedes aumentar las visitas a tu funnel. Las referencias vienen de la parte superior del mismo, es decir, de la adquisición, y esto significa que además deben ser activadas y retenidas.

Las referencias permiten impulsar el crecimiento orgánico, lograr que tus pacientes se conviertan en una suerte de embajadores o defensores de tus servicios es una herramienta importante. Hay quienes suelen reforzar este paso, agregando mecanismos para mejorar las referencias o sistemas de referidos, brindando una recompensa o valor agregado. Incluso implementando un botón de "compartir" para las redes sociales de los pacientes.

HACK

Válete de mecanismos de invitaciones, cupones de amigos o familiares y regalos para aquellos que aún no sean pacientes. Asegúrate que todos tengan fácil la tarea de dejarte un review, y que tengan tus contactos en Social Media.

Dispón de un sistema de referidos que invite a atraer gente, como UpViral, para poder premiar a cada cliente que invite a más personas.

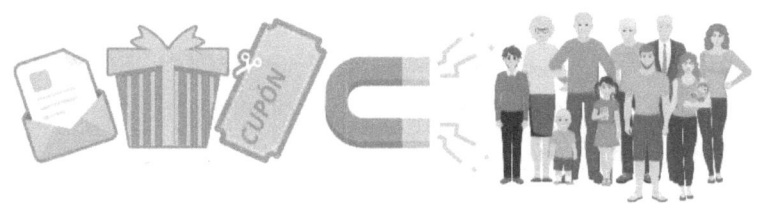

Tus pacientes se convierten en embajadores activos de tu marca y la recomiendan. A esto súmale invitaciones, cupones para amigos y familiares, regalos para nuevos pacientes, y Social Media.

CONCLUSIÓN

El Growth Hacking es una técnica mucho más relacionada con procesos, en el que la iteración es fundamental en cada etapa, y por esto, toma tiempo.

Esta metodología para trabajar el crecimiento de una práctica dental plantea un enfoque en las mejores prácticas, y se construyen a través de experimentos e hipótesis.

En este sentido, es importante resaltar que no existe una fórmula mágica, y que, lo que funciona para una práctica dental, no necesariamente lo hará con otra.

Por eso es importante conocer y manejar las métricas, y empezar a experimentar, evaluar y ajustar.

AGRADECIMIENTO FINAL

Estimado Dentista, quiero agradecerte por haberme regalado uno de tus recursos más valiosos: TU TIEMPO.

Con toda esta información, tal vez te sientas un poco abrumado, porque el Growth Hacking no es algo a lo que estés acostumbrado; lo mejor es que has realizado un curso intensivo de esta metodología en función de tu negocio, y esto va a cambiar la velocidad con la puede crecer tu práctica dental.

Después de que has recibido toda esta información, es importante que te tomes un tiempo para planteártela directamente a tu práctica, que tú seas tu propio caso de estudio.

La finalidad de este libro no es que lo leas una sola vez y continúes con tu negocio como siempre; este libro es una guía práctica, un manual, mantenlo a la mano y consúltalo cada vez que necesites revisar en qué puedes estar fallando.

Si tus dudas persisten, contáctame

@gerardosandoval

Si estás interesado en formar parte de nuestras pruebas y casos de estudio, quiero invitarte a que nos escribas a gerardosandoval.com

Muchas gracias por leerme, te deseo todo el éxito que mereces y, si lo deseas, te acompañamos a que tu práctica crezca a niveles que no creías posible.

Gerardo Sandoval

Acerca del Autor

Gerardo Sandoval, Senior Growth Hacker con más de 20 años de experiencia en temas como marketing digital, cloud computing y crecimiento. Afanado a la innovación, fundador de varias startups, que han alcanzado clientes en más de 20 países, además de ser reconocido como uno de los más destacados influencers hispanos, en el mundo del Growth Hacking.

Actualmente es articulista de Entrepreneur, Forbes y otras publicaciones de ámbito regional.

Su interés por el Growth Hacking, nace desde finales de los noventa, aún cuando el término se acuñara una década después; adoptado en un principio por startups de alta tecnología y empresas Fortune 500.

Al encontrar que el marketing digital convencional se limita al uso de las herramientas existentes, Gerardo Sandoval, se vio forzado a explorar esta metodología para crear crecimiento en los proyectos en donde participa.

Ahora en una nueva etapa, Gerardo apoya a pequeñas y medianas empresas a crecer con el uso de esta metodología que saca provecho del pensamiento crítico, ciencia de datos, marketing digital, iteraciones ágiles y software a la medida, con el objetivo único de producir crecimiento.

Con esa premisa funda en 2017 la agencia de Growth Hacking GRW, en la ciudad de Miami, atendiendo clientes en toda la región.